Lenka

U0260468

生理期，

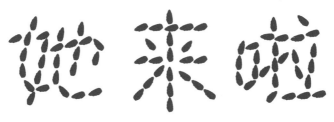

她来啦

［捷克］伦卡·布拉泽约娃　著/绘

凤凰汉竹　译

江苏凤凰科学技术出版社 · 南京

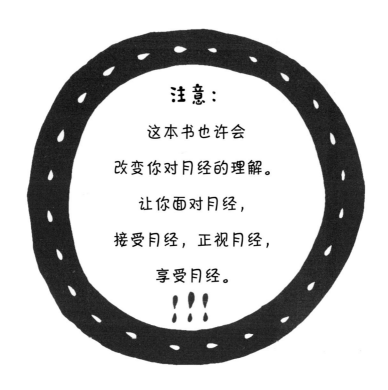

注意：

这本书也许会

改变你对月经的理解。

让你面对月经，

接受月经，正视月经，

享受月经。

!!!

月经周期：两次月经第1天的间隔时间。

月经期：也叫生理期、经期，在月经周期的1~7天。

月经：伴随卵巢周期性变化而出现的子宫内膜周期性脱落及出血现象。

献给所有正在经历月经周期的女性，
以及即将迎来月经周期的女孩儿们。

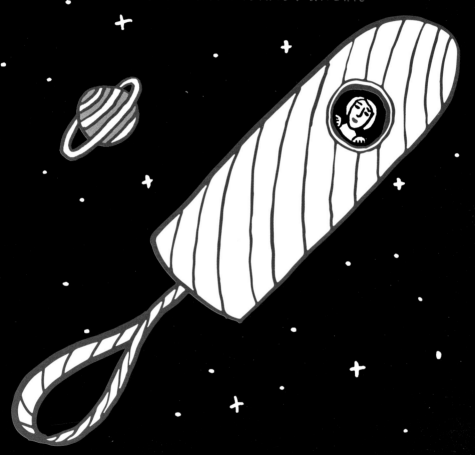

认识月经周期，

从这本书开始。

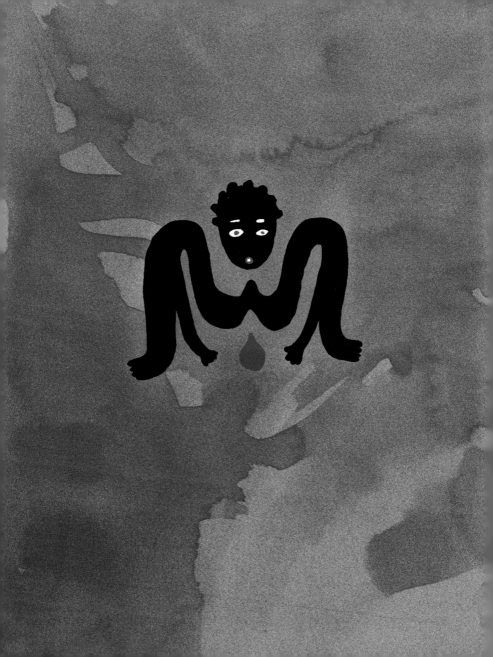

亲爱的读者们（女性以及男性），

这本书是开启了解月经之旅的"餐前甜点"。

红色不一定要和"不自由"、"羞耻"

或"沉默"联系起来，

它也可以象征人们对隐秘生理过程的奇妙探索。

如果书里的内容吸引了你的眼球，

那么请跟着作者的文字继续探索，

大胆提问吧！

如果你觉得有些地方难以理解，

还请继续查证或亲身试验，

相信"实践是检验真理的唯一标准"。

本书的创作受到一些男孩如厕训练书的启发，在我看来，

没有一本类似的书供女孩儿们阅读是一种遗憾。

我相信，

本书可以帮你探索女性自然生理周期中

那些尚未被充分"开垦"的"月经领域"，

也可能会引发一些有趣的讨论。

一起来探索月经吧！

——伦卡

一段有关"红色"
的故事
开始了！

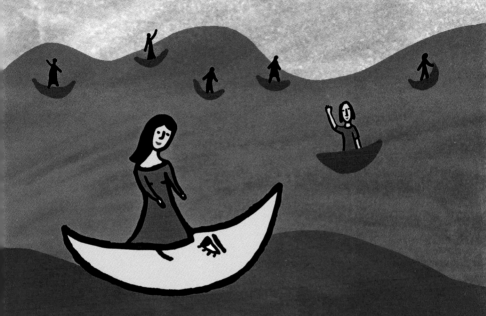

古往今来

我们　在这条　"溪流"中

一同航行……

目录

让生理期清清爽爽的物品

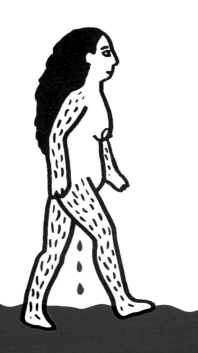

尽管大部分女性从初潮开始

至以后的40年每个月都会来月经，

但如今常用的生理期用品

是历经了很长一段时间才问世的……

公元前
30000年

史前最早的记录月经的方式

是刻在兽角上。

这次月经周期
终于结束了!

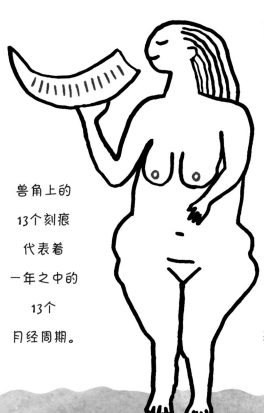

兽角上的
13个刻痕
代表着
一年之中的
13个
月经周期。

此图的原型是
现收藏于**法国**的
旧石器时代浮雕作品
《劳塞尔的维纳斯》,
作者不详,
是欧洲旧石器时代
著名的女神浮雕之一。

卫生棉条

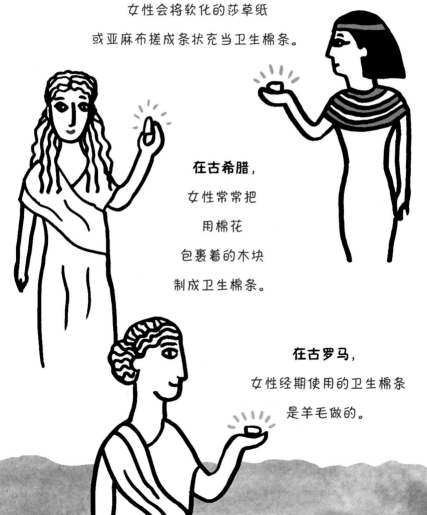

在古埃及,

女性会将软化的莎草纸

或亚麻布搓成条状充当卫生棉条。

在古希腊,

女性常常把

用棉花

包裹着的木块

制成卫生棉条。

在古罗马,

女性经期使用的卫生棉条

是羊毛做的。

1929年

美国医生厄尔·哈斯博士将棉绒压缩在两个硬纸管中,

发明了第一根带有吸头的现代卫生棉条,

并在1933年获得专利,

他为这个卫生棉条取名"丹碧丝"(TAMPAX)。

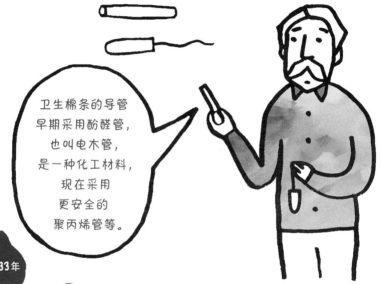

卫生棉条的导管
早期采用酚醛管,
也叫电木管,
是一种化工材料,
现在采用
更安全的
聚丙烯管等。

1933年

德国女商人格特鲁德·滕德里奇

买下了这项专利,

并成立了卫生棉条公司——丹碧丝公司。

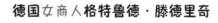

卫生棉条自由女神

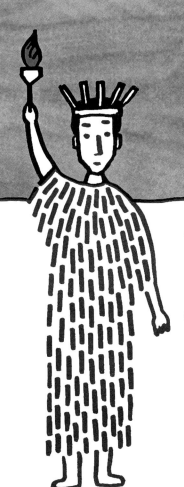

1989年

此图展现的是一件穿戴式艺术作品，

作者是普罗温斯敦艺术家

杰伊·克里奇利。

该作品是由从**美国东海岸**的海滩上

捡来的3000个

卫生棉条的塑料导管制作而成。

这位艺术家通过收集这些废弃物

并将其制作成艺术作品，

引发了人们对环境保护和

月经文化的关注。

卫生棉条的**特点**

轻便

卫生棉条体积较小，
装在包包或口袋中，
携带方便。

常见

目前，在大多数
超市、便利店、网店里
能买到卫生棉条。

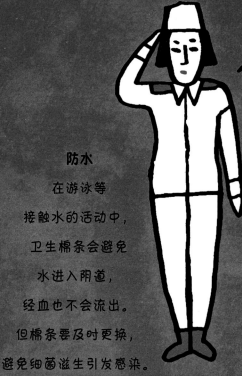

时刻待命！

防水

在游泳等
接触水的活动中，
卫生棉条会避免
水进入阴道，
经血也不会流出。
但棉条要及时更换，
避免细菌滋生引发感染。

舒适感高

相比于可能带来
闷热和潮湿感的卫生巾，
卫生棉条舒适感更好。
使用卫生棉条不会影响
日常活动，
如慢跑、游泳、跳舞等。

警告:

卫生棉条长时间留在体内,

棉条上会大量繁殖

金黄色葡萄球菌等细菌,

并产生有毒物质。

当这些有毒物质进入血液循环

并累积到一定程度时,

会引发全身性的炎症反应,

导致中毒性休克综合征。

症状可能包括

突发高热、呕吐、腹泻、皮疹、低血压等,

情况严重的可能会危及生命。

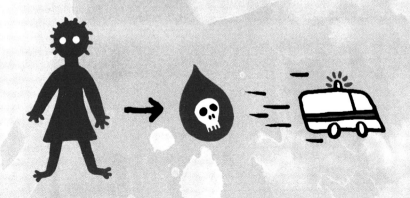

卫生棉条**大作战**

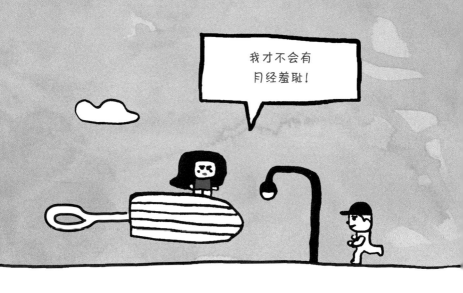

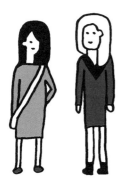

上图展现的是由两名学生
设计的一款视频游戏，
游戏中的弹药
是卫生棉条，
而非真的子弹。

设计师手中的经期用品

一家**巴西**公司设计了
卫生棉条形状的U盘。

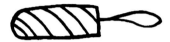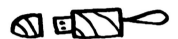

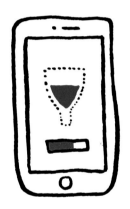

左图展现的是

一款新型

智能月经杯APP的界面，

该月经杯会在满杯时

给手机发送短信。

捷克设计师

安娜·马瑞索瓦

设计了一款

红色月经杯。

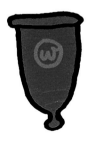

2020年

卫生巾

身处**埃及亚历山大城**的**女哲学家希帕蒂娅**

向一位难缠的仰慕者展示了一块

浸满了自己经血的布，以此拒绝他。

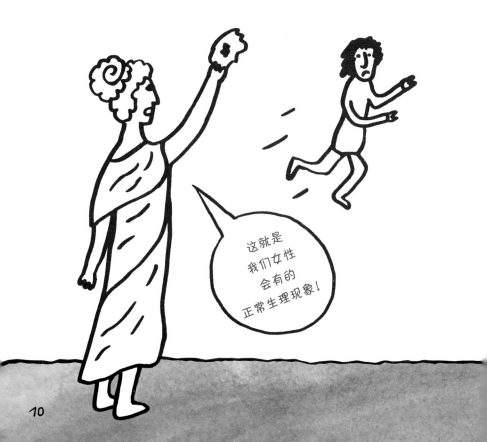

这就是我们女性会有的正常生理现象！

过去，

许多女性缝制、钩织

或编织卫生巾。

如今，有些人仍在这么做。

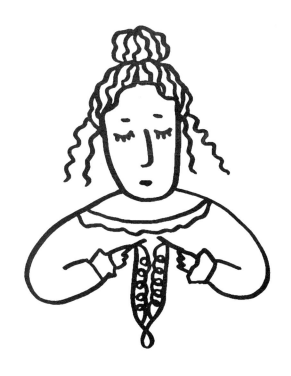

1884年

这位
德国产科医师
发明了
卫生巾。

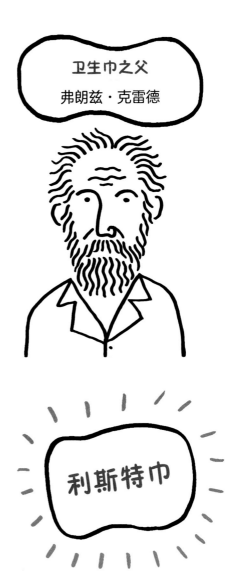

卫生巾之父
弗朗兹·克雷德

利斯特巾

1896年

强生公司
推出了一款
可以工业化
大批量生产、
销售的卫生巾，
取名为"利斯特巾"。

过去，月经是不可以被当众提及的，
售卖卫生巾的商店也只提供柜台服务。
女顾客会在一个特殊的盒子里放钱，
表示她想购买卫生巾，
然后再从男销售手中取走卫生巾。
当男销售把卫生巾递给她时，
他们之间不会有任何交流。

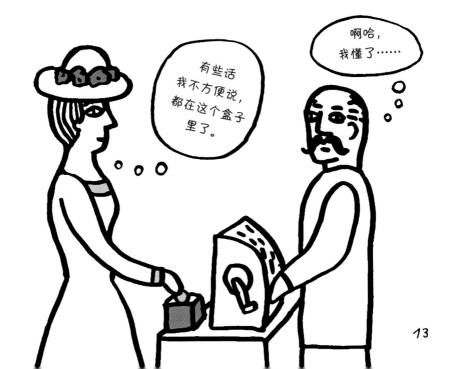

19世纪末期

至20世纪60年代，

人们发明了吊带、背带和腰带

来固定卫生巾。

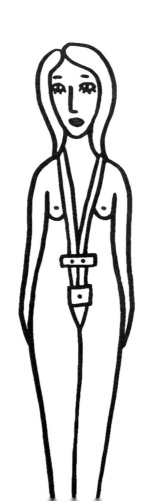

在20世纪70年代兴起了

"卫生巾胶带革命"。

胶带可以将卫生巾
固定在内裤上。 →

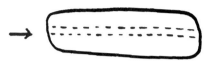

"革命"前的卫生巾

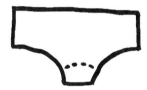

没有胶带或不干胶，
卫生巾无法固定。

"安全别针"法

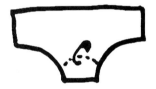

用别针将卫生巾固定在内裤上。

"革命"后的卫生巾

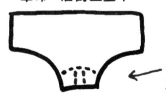

有胶带或不干胶，
← 卫生巾可以固定在内裤上。

阿鲁纳恰拉姆·穆鲁加南特姆

这位来自**印度**的社会企业家，

也是一位研究月经的男性，我们可以叫他"月经侠"。

2018年

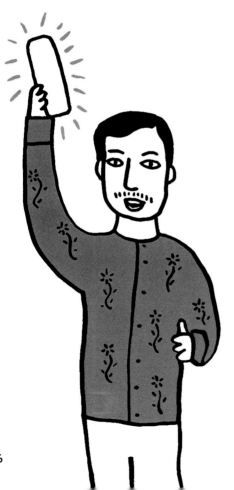

他是宝莱坞电影

《护垫侠》

（又名《印度合伙人》）和

纪录片**《月事革命》**中

主人公的原型，

《月事革命》于2019年荣获

第91届奥斯卡金像奖

最佳纪录短片奖。

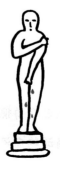

在《护垫侠》这部影片中，

主人公在自己及妻子身上测试数年后，

发明了一台低成本卫生巾生产机器。

这样一来，那些买不起工厂制造的昂贵卫生巾的

印度贫困妇女及女孩儿，

就可以轻轻松松自己制作卫生巾了。

同时，这些妇女和女孩儿可以继续正常上班、上学，

不用受没有卫生巾的困扰。

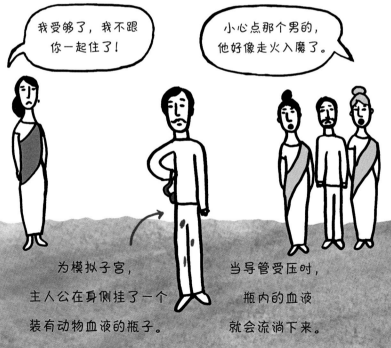

我受够了，我不跟
你一起住了！

小心点那个男的，
他好像走火入魔了。

为模拟子宫，
主人公在身侧挂了一个
装有动物血液的瓶子。

当导管受压时，
瓶内的血液
就会流淌下来。

各种类型、形状、图案的
一次性和布制卫生巾

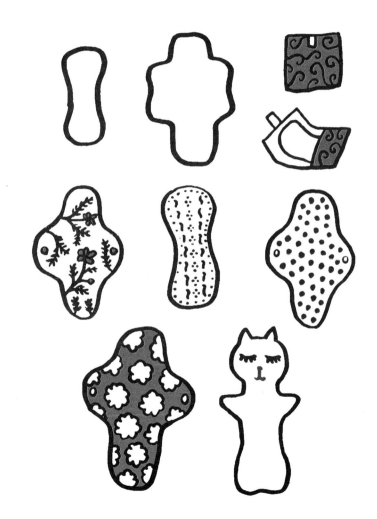

没有卫生巾时的**紧急选项**

厕纸

棉花

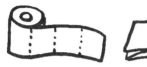

经期的**禁止行为**

用完的卫生巾和卫生棉条会堵塞厕所管道，
不要把它们扔进马桶里。

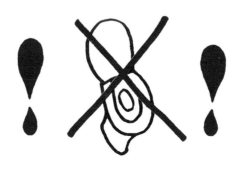

月经杯

美国女演员莱昂娜·查尔姆斯

获得了商用月经杯的专利权。

月经杯的出现为女性提供了一种新的选择。

它可以重复使用,

相比一次性的卫生巾等产品,

可能会减少重复购买的成本,

也会在一定程度上减轻对环境的影响。

1937年

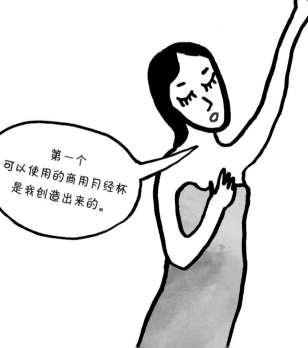

不同**形状**的月经杯

一个月经杯的容量约为30毫升。

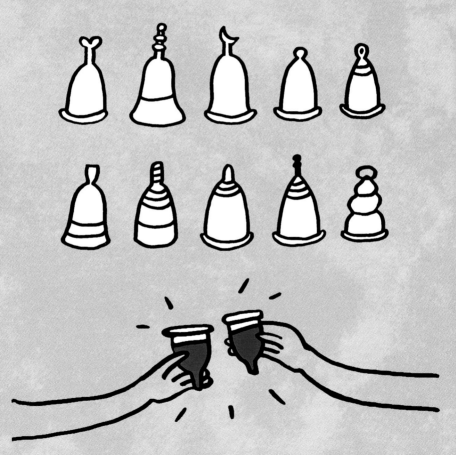

一些传统的
纯天然经期用品

羊毛球

动物皮毛

苔藓

干草

有吸水性的叶子

我长大以后
可以成为卫生用品。

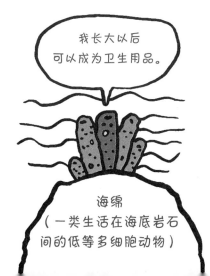

海绵
（一类生活在海底岩石
间的低等多细胞动物）

在月光之下、苔藓之上的小屋中

美洲某些土著部落的女性,

仍然保留着经期坐在苔藓地上的传统。

苔藓吸水性很强,能迅速吸收并储存大量水分。

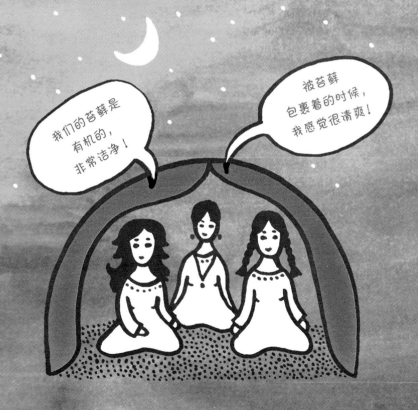

我们的苔藓是有机的,非常洁净!

被苔藓包裹着的时候,我感觉很清爽!

困难

与

意外

学习放置和取出月经杯或卫生棉条的过程虽然艰难，但有意义。

取出月经杯或卫生棉条的
方法和步骤
需要不断练习。

注意，清洗月经杯时，
水龙头不要开得太大！

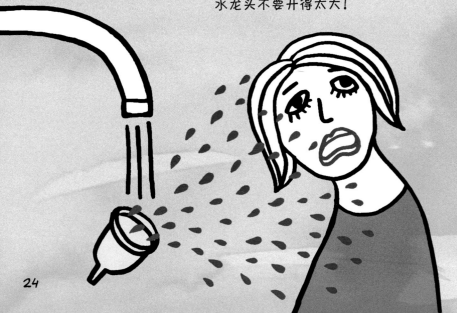

24

经期可能遇到的"小·麻烦"

月经期的麻烦——经血可能在任何地方发生侧漏。

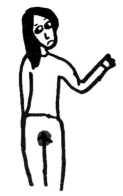

崭新的白裤子

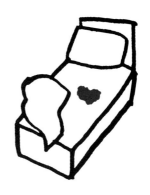

新铺的床单

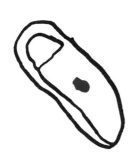

借来的睡袋

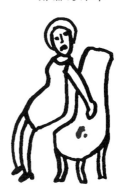

看望朋友时坐的有软垫的椅子

女性一生中将会使用

至少11000个

卫生棉条或卫生巾。

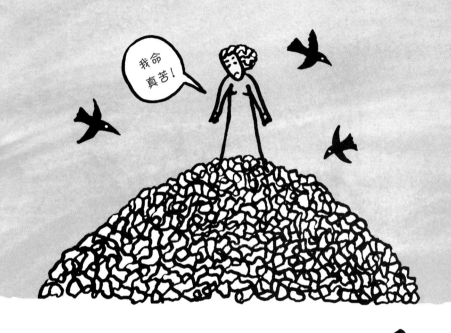

4名麻省理工学院的学生

创办了一家健康医疗公司——**萨塞公司**，

他们用香蕉纤维制作了可降解卫生巾。

经期内裤

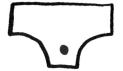

白色的内裤
会显出红色的血迹

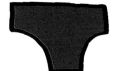

红色的内裤
与血迹颜色相同

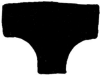

黑色的内裤
看不出红色的血迹

经血不但会弄脏内裤，还会渗到外裤上。

如果经血不幸漏到内裤上，

要在血液变干之前用冷水和专门的洗涤剂清洗。

冷水可以防止血液中的蛋白质凝固，

从而使血迹更容易去除。

经期内裤可以解决这一问题，

它有一层可吸水、防渗透的内衬，

不会让经血弄脏裤子。

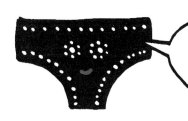

我既没有卫生巾的"小翅膀"，也没有卫生棉条的"小绳子"哦。

生理期让人自豪的"红色"

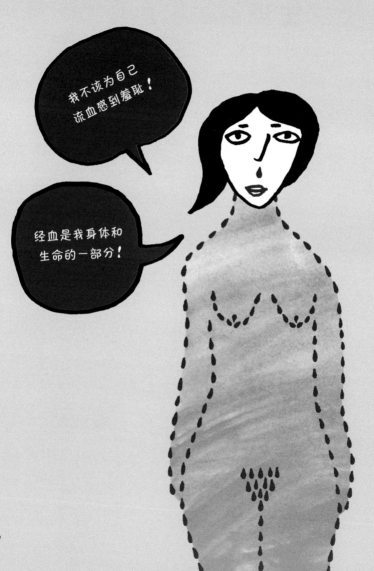

毫升与升——
生理期的出血量

女性经历一次生理期

会损失10~80毫升血液。

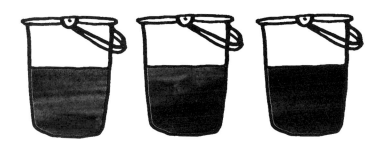

女性一生经历的生理期

则会损失大约20升血液。

经血是**红色**的,

而不是**广告里的蓝色**

经血呈红色,
是因为血液中的红细胞
含有**血红蛋白**。
由于一些规定的约束和商家
想要凸显产品的吸收能力,
商家会在卫生巾广告中使用蓝色液体
来模拟经血,
但蓝色并非真实的经血颜色,
可能会让人产生误解。

蓝色血液
只存在于广告中。

2011年 一则卫生巾广告中第一次出现红色经血，
而非蓝色液体。

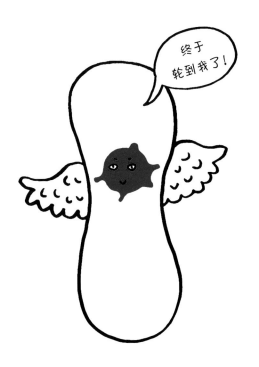

2020年 有女性卫生用品品牌在其宣传广告中使用红色，
其代言人也身穿红色西装出现在宣传片中。

经血的**特点**

和胎盘一样,

经血会有血腥味,主要有以下几点原因。

一是血液本身就具有一定的气味,

其中的**血红蛋白**等物质在氧化和分解的过程中会产生气味。

二是子宫内膜的脱落物和宫颈黏液等也有味道。

这些物质在分解和排出体外时,

会产生一些有机物,导致出现腥味。

三是经血为细菌的生长和代谢提供了环境,

细菌活动和代谢的产物也会导致经血产生腥味。

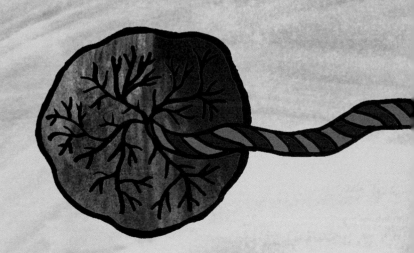

日本东京庆应大学的**三善俊一郎博士**及其团队

发现经血中的**干细胞**含量

是骨髓中的数倍。

此外，经血流动性更强，

不会凝结成块。

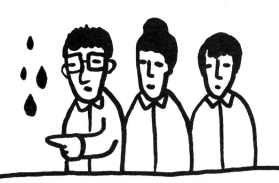

红色其实很美——不同时期人们对经血的看法

人们曾相信，

处于生理期的女性出现在公众场合会导致

水果掉落和动物死亡。

有些人至今还相信这些谣言。

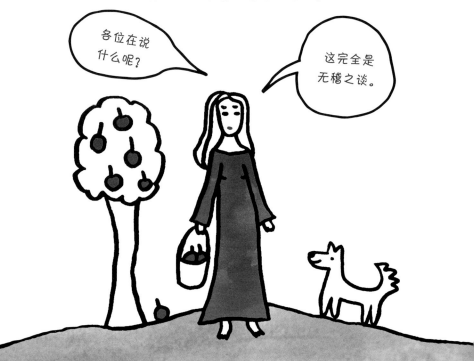

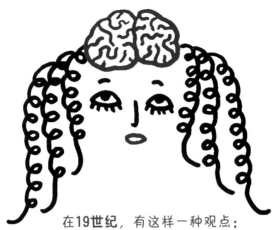

在19世纪，有这样一种观点：

血液在身体各个部位的分配是动态的，

进行高强度脑力劳动时，

血液可能会从其他部位（如子宫）流向大脑，

满足大脑对氧气及营养物质的需求。

因此，这种观点认为，

高强度的学习会影响子宫功能，

所以女孩子应该少接受教育。

1994年

美国马里兰州的哈里·芬利

建造了一座月经博物馆，

并在自家地下室经营了4年。

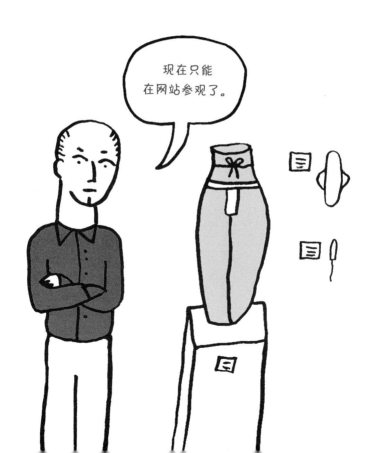

36

1996年

在**波士顿**马拉松比赛中，

德国马拉松运动员**尤塔·皮皮格**

双腿流着鲜血越过终点线，顺利夺冠，

但后来她澄清是因患缺血性肠炎导致流血的。

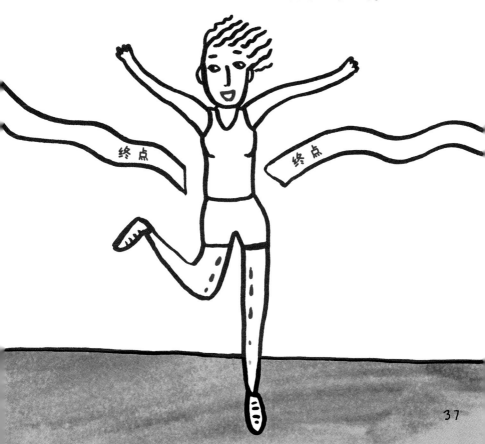

37

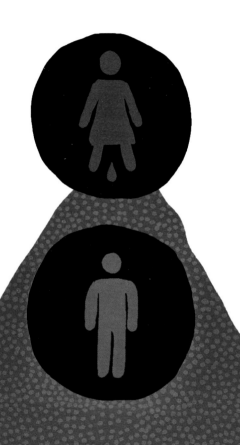

38

月经周期的秘密

你可能感觉不到，

但其实月经周期

几乎影响着

女性生活的每时每刻。

月经
形成的过程

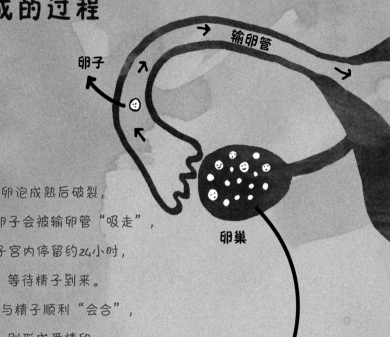

输卵管

卵子

卵巢

卵泡成熟后破裂，
其中的卵子会被输卵管"吸走"，
在子宫内停留约24小时，
等待精子到来。
如果与精子顺利"会合"，
则形成受精卵；
如果没等到精子，
卵子就会随着
脱落的子宫内膜
离开身体。

卵子"住"在卵巢中，
是女性的性细胞，
也是人体中最大的细胞，直径约1毫米，
大小就像英文中的句点。

子宫内膜是受精卵温暖的"小家"。如果没有精子与
卵子结合，子宫内膜厚度超过10毫米时就会脱落。

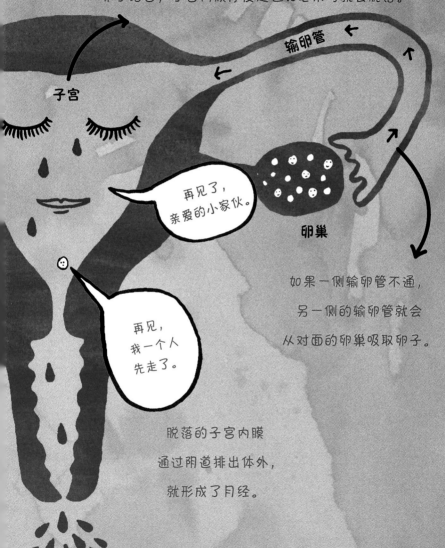

子宫内膜血管很多，

可以为胎盘和胎儿提供充足的氧气和营养物质，

如葡萄糖、氨基酸、脂肪酸等。

子宫内膜在激素（如孕激素、雌激素等）

的作用下发生周期性变化，

有助于维持妊娠，促进胎儿的生长发育。

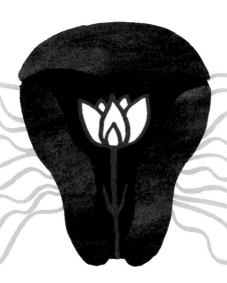

子宫分泌的激素

参与调节女性所有的生理机能、

情绪和心理。

子宫是女性身体中很强健的器官。

怀孕期间，

子宫会较往常增大10倍左右。

从一开始的拳头大小，

"膨胀"到产前的西瓜大小。

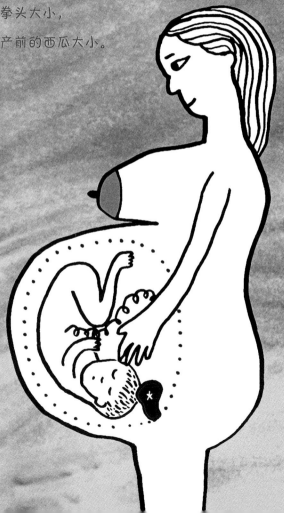

43

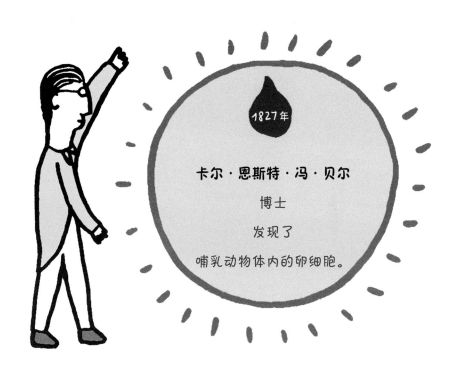

1827年

卡尔·恩斯特·冯·贝尔

博士

发现了

哺乳动物体内的卵细胞。

来自**捷克**的胚胎学家**祖扎娜·霍卢佐瓦**

首次记录人类卵子准备受精的过程。

我们为什么会
一起来月经

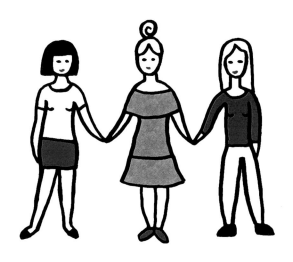

据说，同处一室的女性常常会在同一时间来月经。

如果真是这样，那可能是因为**信息素**。

信息素是由人类及动物释放出来并分泌到体外的化学物质，

也被称作外激素，

能被同物种的其他个体通过嗅觉器官察觉，

使后者出现某种行为、情绪、心理或生理机制的改变。

它具有通信功能，几乎所有动物都会释放信息素。

高昂与低落——
月经周期

一个月经周期持续约4周时间

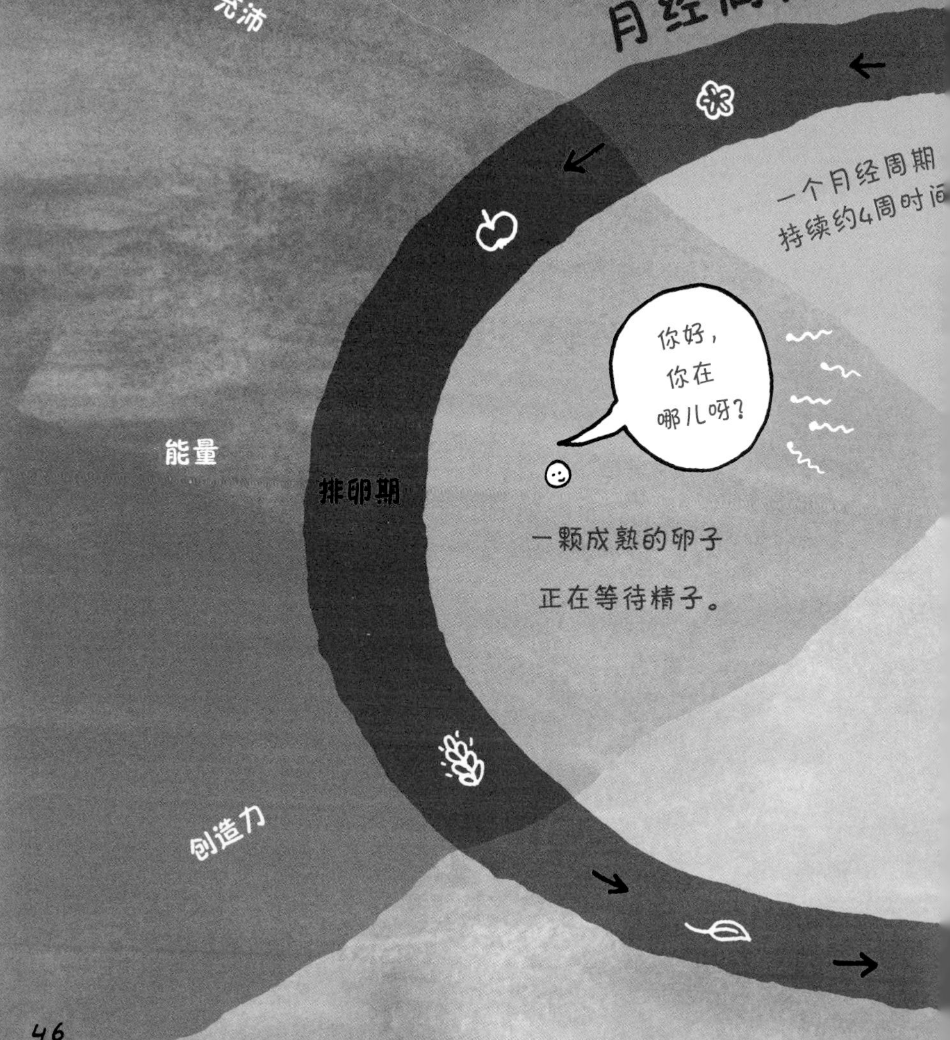

一颗成熟的卵子正在等待精子。

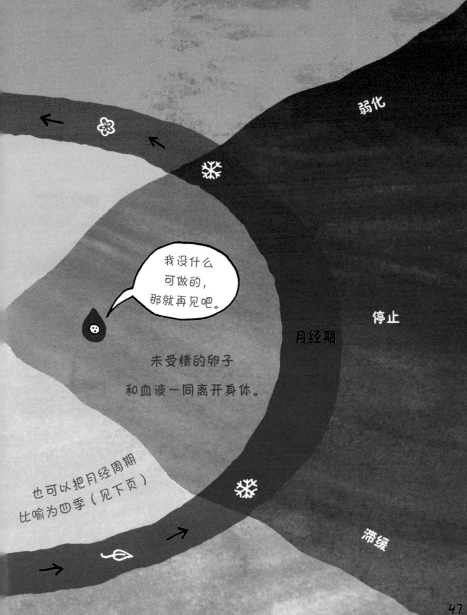

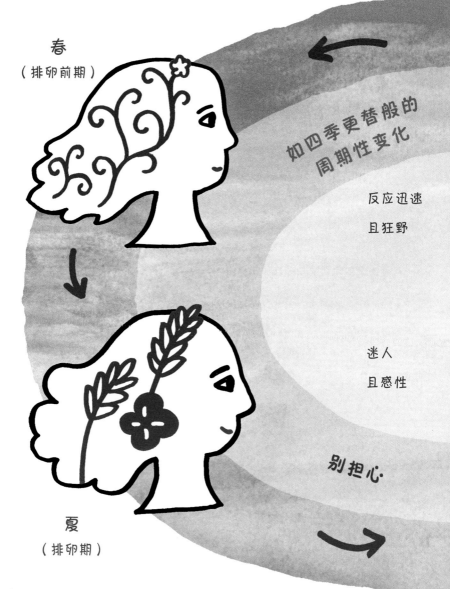

春
（排卵前期）

如四季更替般的
周期性变化

反应迅速
且狂野

迷人
且感性

别担心

夏
（排卵期）

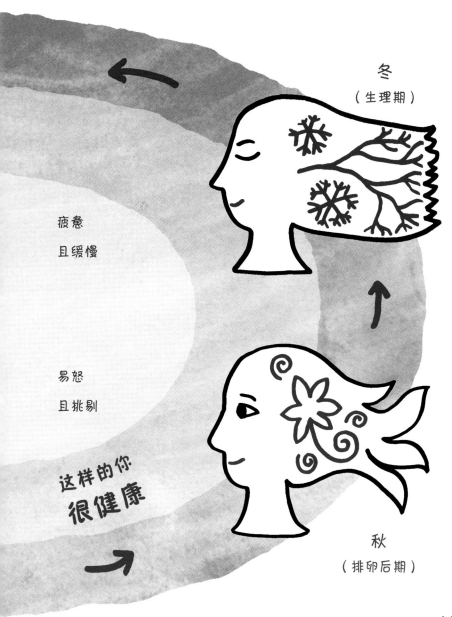

冬
（生理期）

疲惫
且缓慢

易怒
且挑剔

这样的你
很健康

秋
（排卵后期）

自然界的

潮汐、季节、月相等

或多或少会在月经周期的循环中有所显现。

能量先是上升，

然后在某一特定点开始下降。

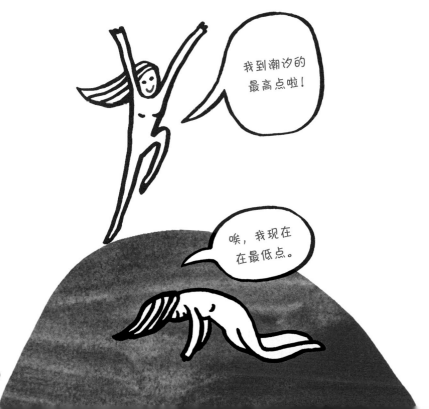

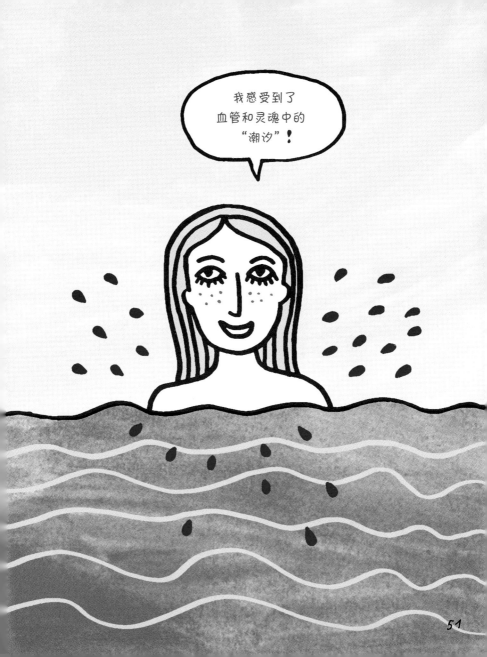

下面的图表示了月经的

不同流动强度。

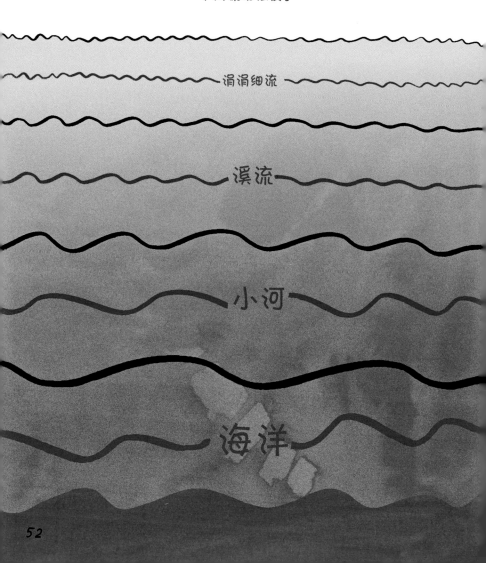

涓涓细流

溪流

小河

海洋

整个月经周期循环及你的心情

都会受以下两种激素影响：

黄体酮和雌激素。

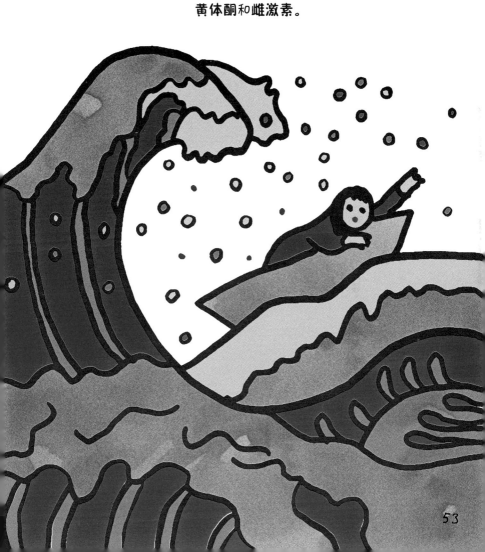

经前期综合征

在经期快要到来时，

一些女性会出现经前期综合征

（Premenstrual Syndrome, PMS），

经前期综合征有多达150种症状。

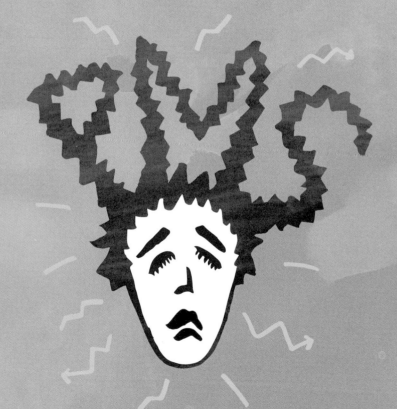

经期来临前可能产生的情绪

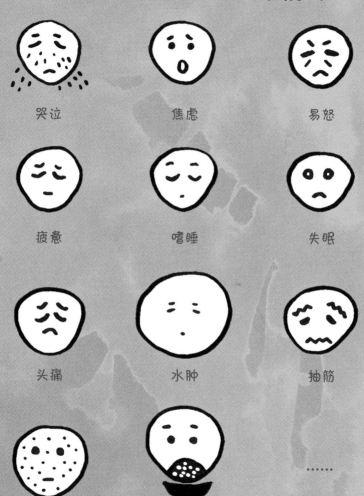

哭泣　　　　焦虑　　　　易怒

疲惫　　　　嗜睡　　　　失眠

头痛　　　　水肿　　　　抽筋

长粉刺　　　暴食　　　……

一些人称经前期综合征为

经期前
紧张状态

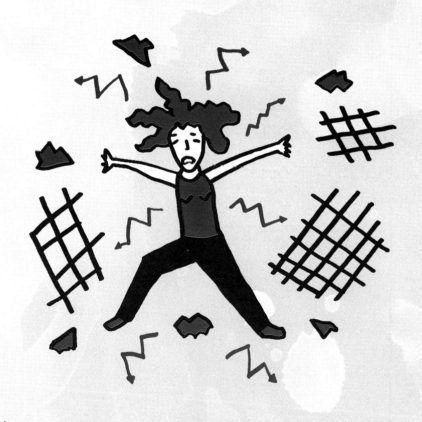

如何缓解经前期综合征

呼吸
新鲜空气

保持
放松的状态

多接触大自然

多在户外待着

保持良好的
人际关系

多休息

放松自己

呼吸练习

大哭

锻炼

睡觉

散步

洗个热水澡

做瑜伽

减压

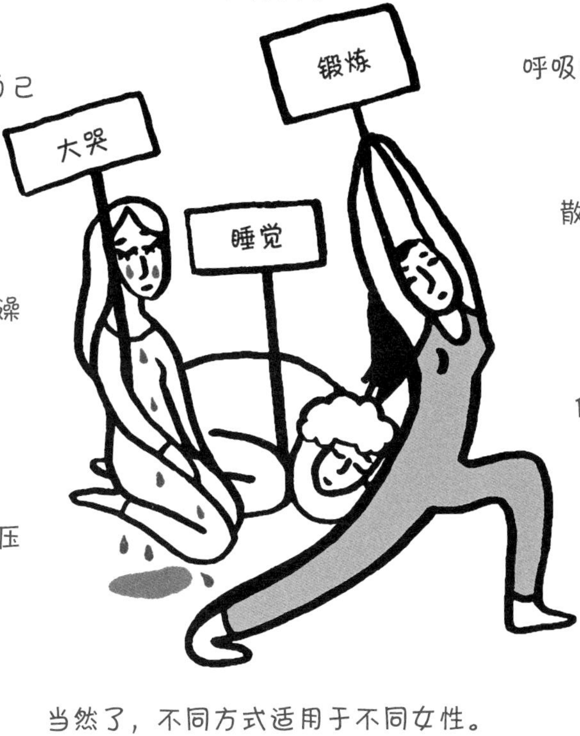

当然了，不同方式适用于不同女性。

据说，养育宝宝的女性更容易出现**经前期综合征**，
这可能是生活压力、激素水平、心理等因素导致的。

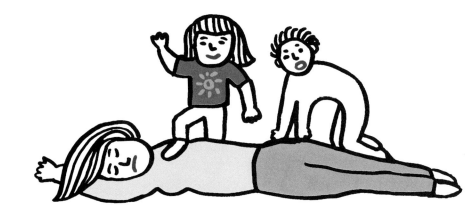

美国的妇科医生

克里斯蒂安娜·诺斯拉普表示：

如果女性可以摆脱
母亲或妻子
的责任若干天，
那么大多数经前期综合征
会消失。

月经可能会和这些**有关**

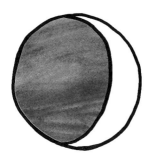

身体受月相

或者

一些药物的影响。

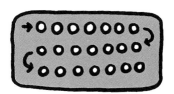

女性采取激素避孕，如吃避孕药，

会导致一种假孕的状态，

这种情况下出现的并非月经，

而是所谓的"突破性出血"。

你也许听过

"黎明之前的黑暗"

......

但是，
经期之前也许更黑暗！
你可能会感到疲惫、乏力，
小腹和胸部隐隐胀痛，
情绪很敏感、不稳定，
做什么都提不起兴趣。

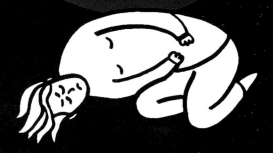

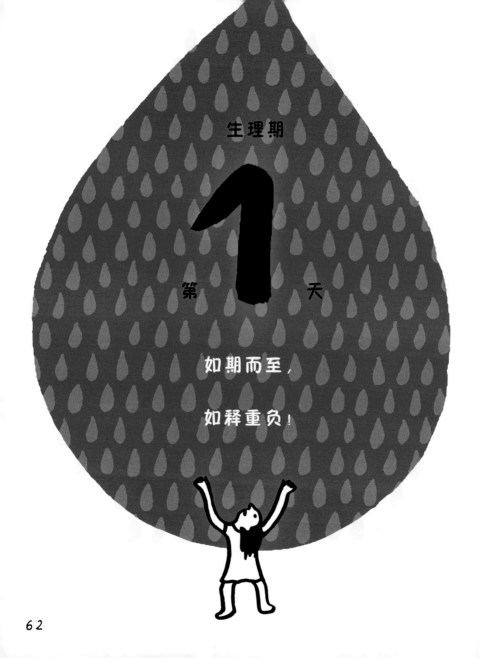

生理期

1

第 天

如期而至，

如释重负！

请记住，

"她"来的时候，

选择休息

对身体更好。

放一天假是个好方法。

在日本，

处于生理期的女性有权享受假期。

这一规定保护了女性工作者的健康，

也保证了她们的权利。

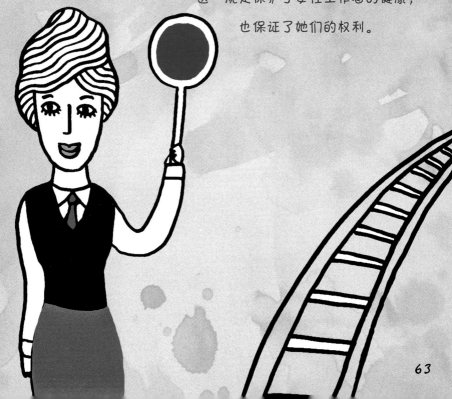

如何

和"她"共处

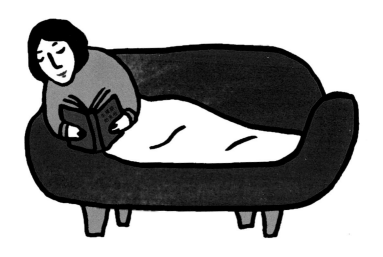

可以躺在沙发上看书。

本书是关于

经期的书，

现在读正合适。

盖着羽绒被，

开心度过经期。

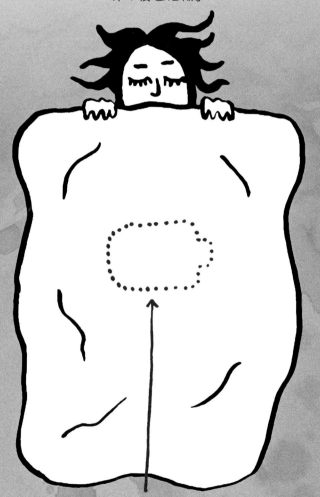

把暖水袋放在小肚子上，会缓解痛经。

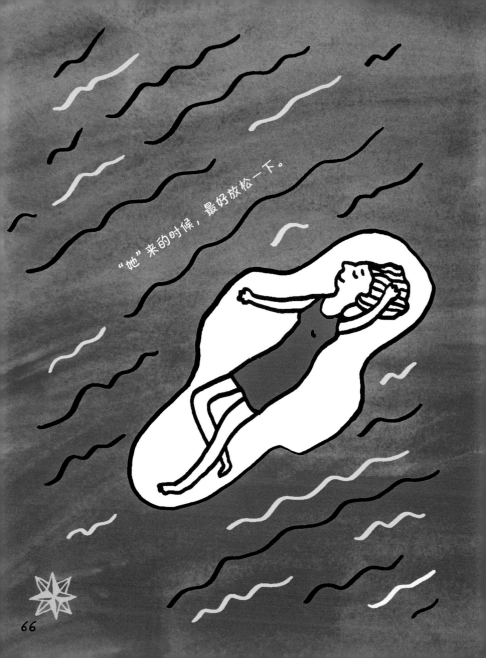

"她"来的时候，最好放松一下。

如果不那么难受，
生理期也可以**出去走走**

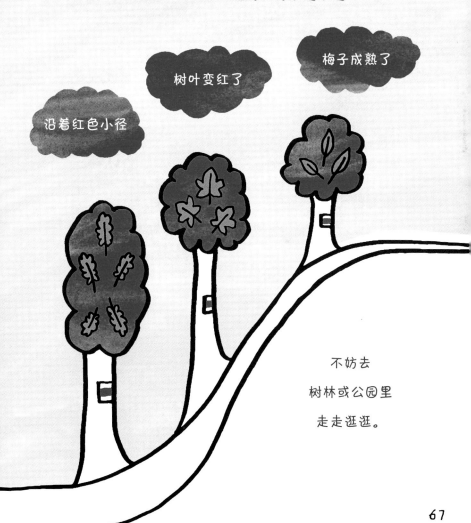

梅子成熟了

树叶变红了

沿着红色小径

不妨去
树林或公园里
走走逛逛。

充满希望			
感到束缚			

前、中、后期的 **表现、**

在月经周期的不同阶段，可以在表中

打盹	狂热	饥饿	不理性
善良	优雅	恢复活力	热情
叛逆	感到茫然	想躲起来	仁慈
空虚	沉默	想象力丰富	谨小慎微
理性	务实	变化无常	宠爱
腹痛	消极	单纯	贫穷
想要独处	情绪化	感到身体和谐	有经前期综合征

需求和感受

找到对应的感受，快来找找看吧。

			治愈
			亲密
接受月经存在	冷静	率真	傲慢
无私	安静	感到安全	内核稳定
凭直觉做事	想法奇特	隐藏自己	寒冷
健谈	真诚	紧张	喜欢幻想
害怕	性欲强烈	积极	内向
感觉世事可爱	真实	感到骄傲	感性
有攻击性	有边界感	坚定	深思熟虑

一些动物

也会有月经周期

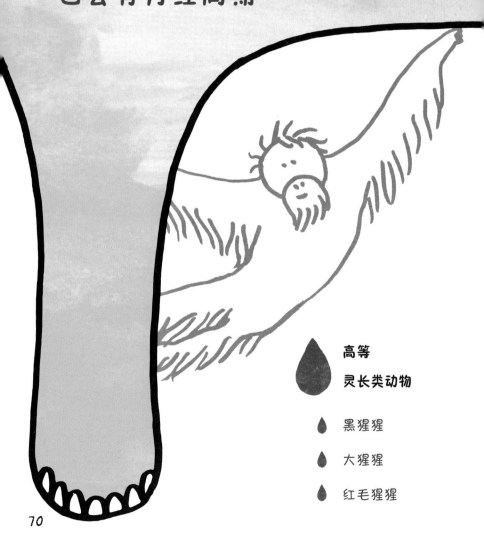

高等
灵长类动物

黑猩猩

大猩猩

红毛猩猩

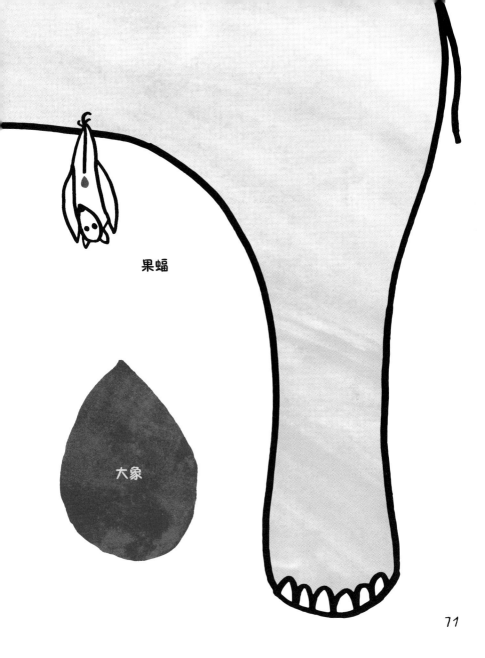

果蝠

大象

如何表达
"我来月经了"

"月经"的英文词源

英文单词 "menstruation"

和 "menses" 从

拉丁词汇 "mensis"

（表示月份）

演化而来，

与希腊词汇 "mene"

（表示月亮）

有关。

诗歌里面可以表达月经的说法

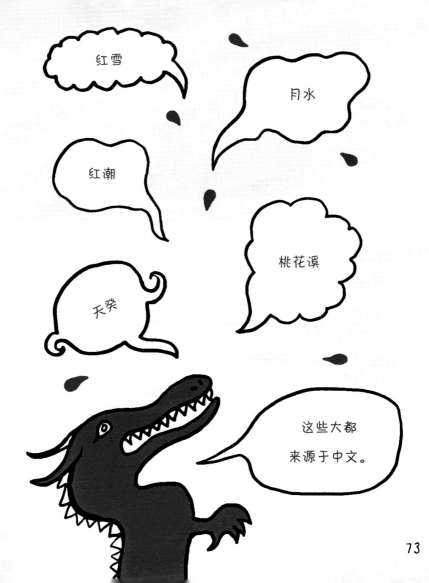

红雪

月水

红潮

桃花渓

天癸

这些大都
来源于中文。

73

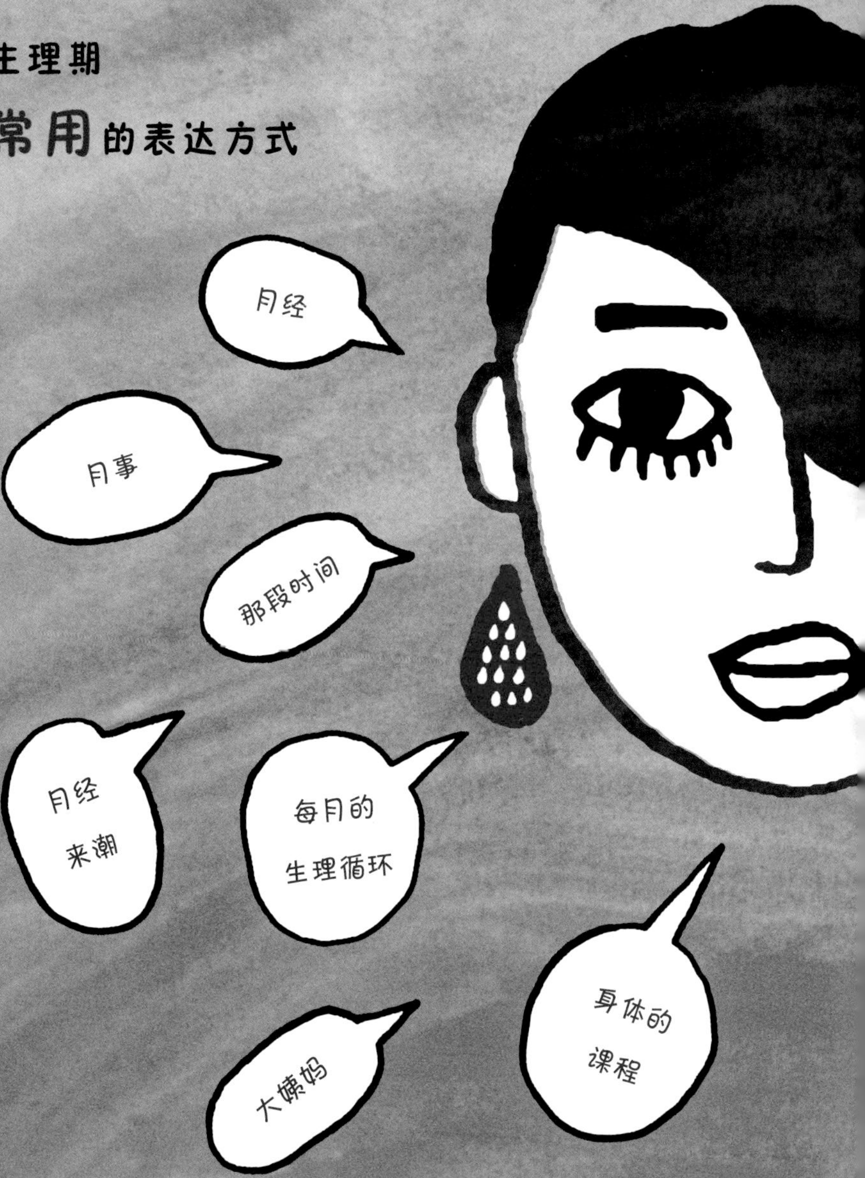

生理期

不常用的表达方式

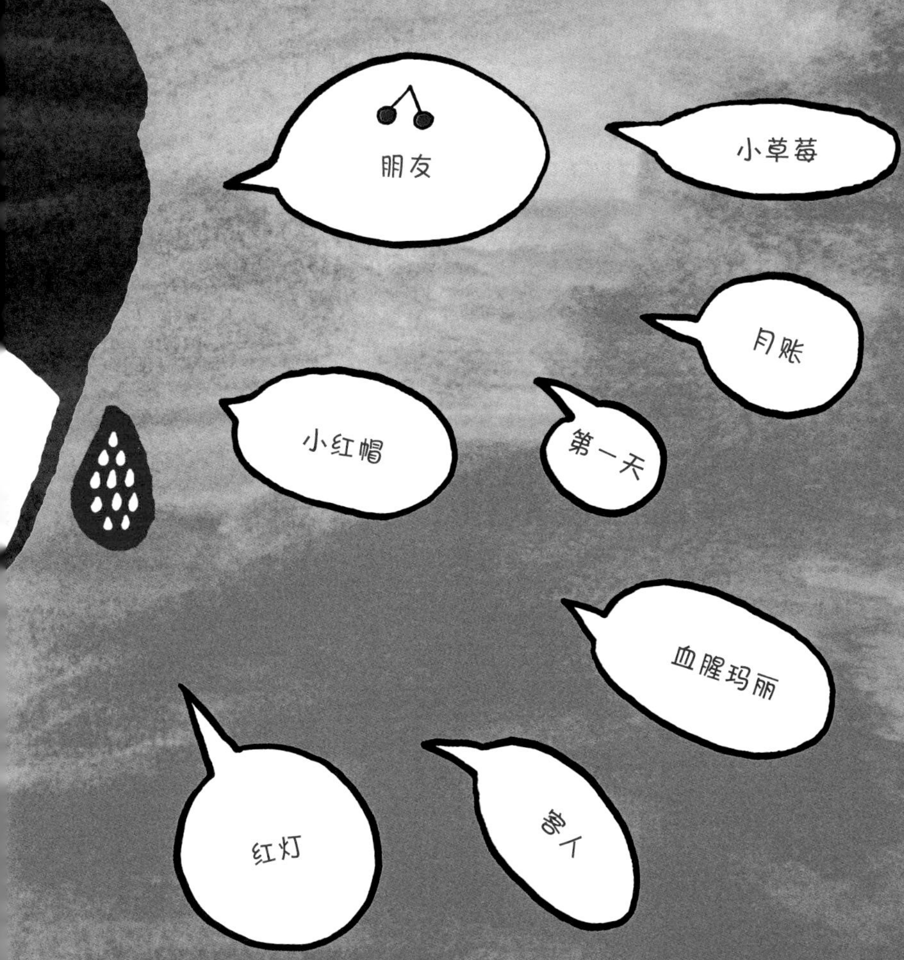

朋友

小草莓

月账

小红帽

第一天

血腥玛丽

红灯

客人

75

1985年

"period"（月经）一词

最早出现在一则

美国卫生棉条广告中。

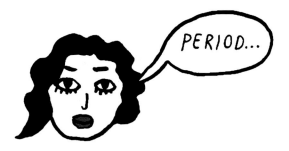

PERIOD...

1988年

3年后，"I got my period"，

即"我来月经了"

这一表达出现在**美国**电视连续剧《**罗丝安妮家庭生活**》中。

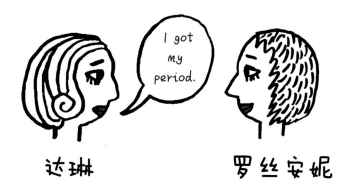

I got my period.

达琳　　　　罗丝安妮

5月28日

是

世界经期卫生日

全世界的女性

团结一致！

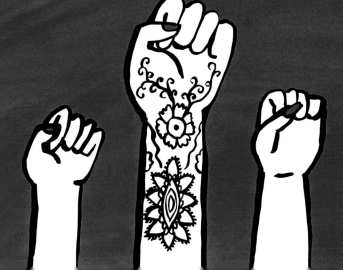

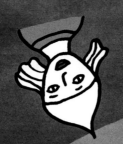
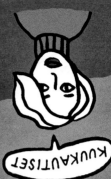

KUUKAUTISET

芬兰语

LĪDīr

冰岛语

МЕНСТРУАЦИЯ

俄语

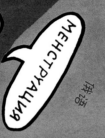

世界不同语言

MIESIĄCZKA

波兰语

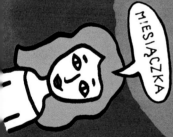

εμμηνόρροια

希腊语

世界语

MENSTRUO

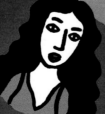
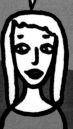

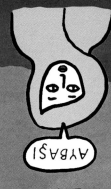

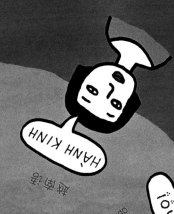

对月经的表达

土耳其语
AYBAŞI

越南语
HÀNH KINH

希伯来语
וֶסֶת

祖鲁语
UKUYA ESIKHATHINI

印度语
मासिक धर्म

日语
月经

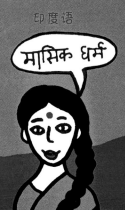

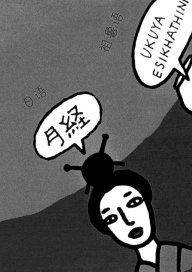

79

拒绝月经羞耻，请勇敢面对

平均每位女性一生会来

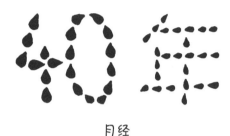

月经

从初潮 到绝经

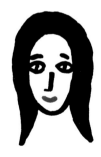 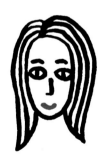

（第一次月经） （最后一次月经）

不同时期女性对

月经的感受

初潮时

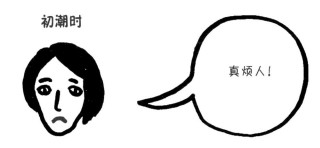

她们总被月经困扰。

绝经时

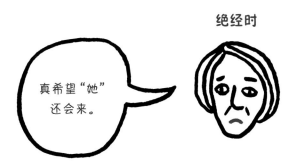

她们觉得好像有些"意犹未尽"。

过去，

大多数人对月经闭口不谈。

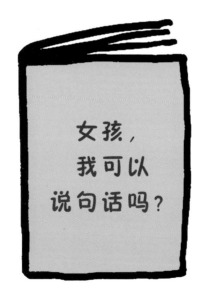

给女孩科普月经的书也几乎没有。

如今，月经再正常不过，

并且女性在生理期也可以做很多事。

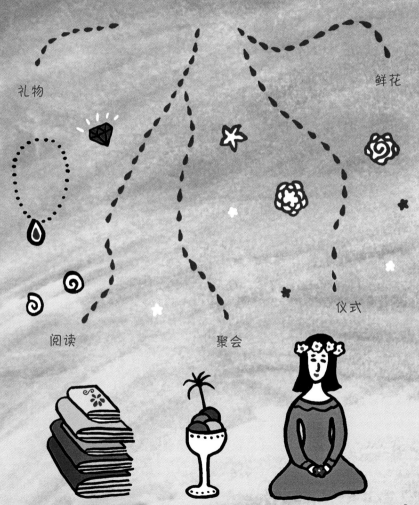

礼物

鲜花

阅读

聚会

仪式

第一次来月经
值得纪念！

人类一小步，女性一大步！

初潮

84

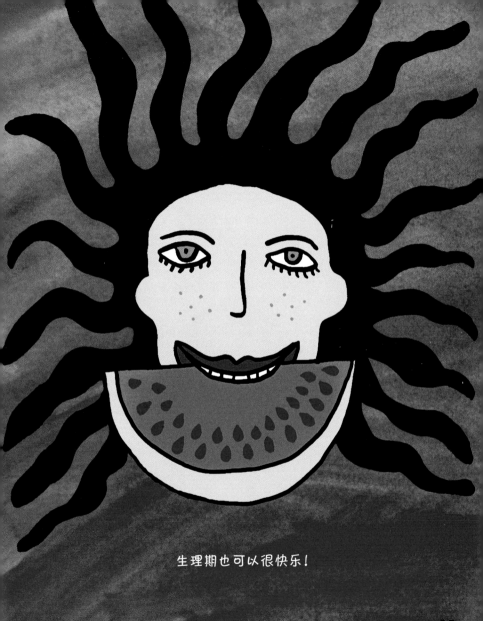

生理期也可以很快乐！

月经

是一份礼物，一座宝藏，

让我们一起

面对月经，接受月经，

正视月经，享受月经。

图书在版编目（CIP）数据

生理期，她来啦 / （捷克）伦卡·布拉泽约娃著；（捷克）伦卡·布拉泽约娃绘；凤凰汉竹译. -- 南京：江苏凤凰科学技术出版社，2025.2. -- ISBN 978-7-5713-4858-8

Ⅰ. R711.51-49

中国国家版本馆 CIP 数据核字第 20249UJ442 号

Originally published by Blaze.je, 2020
Written and illustrated by © Lenka Blažejová, 2020
Rights sold through Albatros Media a.s.
www.albatrosmedia.eu
All rights reserved.

著作权合同登记号　图字：10-2024-436 号

生理期，她来啦

著　　者	〔捷克〕伦卡·布拉泽约娃
绘　　者	〔捷克〕伦卡·布拉泽约娃
译　　者	凤凰汉竹
责 任 编 辑	刘玉锋
特 邀 编 辑	陈　岑　高晓炘
责 任 校 对	仲　敏
责 任 设 计	蒋佳佳
责 任 监 制	刘文洋

出 版 发 行	江苏凤凰科学技术出版社
出版社地址	南京市湖南路1号A楼，邮编：210009
出版社网址	http://www.pspress.cn
印　　刷	江苏凤凰新华印务集团有限公司

开　　本	889 mm × 1 194 mm　1/32
印　　张	3
插　　页	4
字　　数	50 000
版　　次	2025年2月第1版
印　　次	2025年2月第1次印刷

标 准 书 号	ISBN 978-7-5713-4858-8
定　　价	39.80元

图书如有印装质量问题，可向我社印务部调换。